AF319167

NOTICE

SUR LES

BAINS ET DOUCHES

DE VAPEURS ET D'EAUX MINÉRALES,

ET SUR

L'ÉTABLISSEMENT

Balnéo-Fumigatoire,

SITUÉ A LYON, QUAI DE L'ARCHEVÊCHÉ,

PAR

T. Rapou, O. M. P.,

MEMBRE DE PLUSIEURS SOCIÉTÉS SAVANTES NATIONALES
ET ÉTRANGÈRES.

LYON.

IMPRIMERIE DE LOUIS PERRIN,

GRANDE RUE MERCIÈRE, N. 49.

1828.

NOTICE

SUR

LES BAINS ET DOUCHES

DE VAPEURS ET D'EAUX MINÉRALES

ET SUR

L'ÉTABLISSEMENT

BALNÉO-FUMIGATOIRE

SITUÉ A LYON, QUAI DE L'ARCHEVÊCHÉ.

***

L'origine des bains d'eau simple ou minérale, à l'état liquide ou gazeux, remonte aux temps les plus reculés. Les premiers qui en firent usage durent y être conduits par une sorte d'instinct d'après lequel chaque être animé cherche à se procurer tout ce qui peut concourir à la guérison de ses maux, à la conservation de sa santé et à l'entretien de son existence.

Les peuples anciens honoraient les sources thermales comme un bienfait des dieux ; il les dédiaient à Hercule. Ceux de leurs malades qui consultaient les oracles, n'en obtenaient le plus souvent de réponse qu'après s'être baignés dans l'eau naturelle ou réduite en vapeur, de tous les moyens le plus propre à rétablir, à régulariser les fonctions de la vie, à favoriser le développement et la souplesse des membres. Les Grecs, qui ne négligeaient rien pour atteindre ce but, et dont le système d'éducation consistait à élever de concert les organes locomoteurs et ceux de l'intelligence, préludaient constamment à leurs exercices gymnastiques par l'usage des bains d'eau ou d'étuve; et la multitude de ces édifices superbes consacrés autrefois à l'administration des bains, dont les majestueuses ruines excitent notre admiration et étonnent encore nos regards, prouvent incontestablement l'importance qu'y attachaient les Romains. Pendant long-temps, ces peuples n'employaient pas d'autres remèdes dans le traitement de la plupart de leurs maladies.

Les nations qui leur succédèrent, auxquelles ils transmirent et leurs magnifiques monuments et leur salutaire habitude, ont successivement vu s'écrouler ces antiques chefs-d'œuvre de la puissance et des arts, sans toutefois abandonner l'usage des bains d'eau et de vapeur, qui est parvenu jusqu'à nous à travers une longue suite de siècles d'ignorance et de stérilité; mais dans les Gaules, où la barbarie des temps exerça le plus d'empire, les sources minérales restèrent désertes jusqu'au règne de Charlemagne.

Les auteurs du moyen âge ne nous transmettent aucune lumière, aucune donnée positive sur les avantages et les inconvénients de ces moyens. Ce ne fut que vers la fin du quinzième siècle que les médecins s'occupèrent avec quelque succès des diverses espèces de bains, de leurs effets, de leur utilité, et firent revivre l'antique célébrité des eaux thermales. Elles ne furent employées, jusqu'aux temps modernes, que par immersion, c'est-à-dire sous forme de bains, et par une sorte d'irrigation ou d'arrosement qui consistait à verser une grande masse d'eau, d'une certaine hauteur, sur le corps du malade.

Bien que les eaux minérales soient employées comme agent thérapeutique depuis un temps immémorial, aucun ouvrage, même parmi les plus en rapport avec l'état actuel des sciences médicales, ne traite de leur action physiologique, tandis que du temps d'Hippocrate on appréciait déja les modifications vitales, les changements organiques opérés par la vapeur. Tous les peuples de l'ancien monde en ont connu l'usage, presque tous l'ont conservé ; mais ils s'y livrent d'une manière différente, suivant les climats qu'ils habitent et le besoin qu'ils en ont. Les habitants des contrées septentrionales, après avoir sué pendant un certain temps dans une étuve simple et grossière, fortement échauffée au moyen de l'eau qu'on jette sur des cailloux rougis au feu, et s'être frictionnés avec une poignée de jeunes pousses de bouleau, se plongent dans l'eau glacée ou se roulent dans la neige. Les Méridionaux se servent de petits cabinets bien clos, dans lesquels ils placent des vases remplis d'eau en ébullition, ou bien ils y introduisent la vapeur par des tuyaux qui s'ouvrent dans le milieu ou sur l'un des côtés. Les bains orientaux, au contraire, sont de vastes et beaux édifices décorés avec beaucoup de magnificence, et où l'on a prodigué tout ce qui peut satisfaire la voluptueuse indolence des Asiatiques. Les premiers n'usent de ces bains que pour la conservation de leur santé et la guérison de leurs maux, tandis que les Orientaux sont attirés dans les leurs par le plaisir et l'oisiveté.

Mais les Russes, les Finlandais, les habitants des climats tempérés de l'Europe, les Indiens, les Turcs et les Égyptiens, par quelque procédé qu'ils dégagent la vapeur, l'emploient constamment sous forme de bains généraux ou d'étuves. L'invention des appareils fumigatoires par encaissement est une découverte nouvelle ; et bien que Glauber, qui a eu le premier cette heureuse idée, n'ait imaginé qu'une machine défectueuse qu'on ne tarda point à abandonner, il n'en a pas moins des droits incontestables à la reconnaissance publique, puisque par les changements, les perfectionnements successifs que cette machine a éprouvés jusqu'à nous, on en a fait un appareil commode, susceptible de toutes les modifications possibles, et qui ne laisse, je crois, plus rien à désirer. Tel est celui que j'ai présenté au gouvernement en 1817, que j'ai fait connaître dans le temps, et qui a obtenu les suffrages d'une commission nommée par le ministre de l'intérieur à l'effet d'en constater les avantages.

La douche est un autre mode d'application de la vapeur, qui procure tous les jours à la médecine pratique quelque nouveau succès. Autrefois elle consistait en une colonne de vapeur sortant d'un tuyau fixe ; on ne pouvait en modérer la force et la vitesse, ni la diriger sur tout le corps à la fois, ou, à volonté, sur ses différentes parties, comme on le fait aujourd'hui.

Depuis plus de quatorze ans que je m'occupe spécialement de l'Atmidiatrique, j'ai rempli, au moins avec exactitude, la pénible tâche que je m'étais imposée de publier les recherches auxquelles je me livre, les observations que je recueille journellement sur les effets thérapeutiques des bains et douches de vapeur, et de faire connaître les procédés en usage dans l'établissement que j'ai créé à Lyon (1). Il m'a fallu pour cela construire mes appareils d'après d'autres principes, simplifier leur mécanisme pour en faciliter l'emploi, isoler leurs effets pour les approprier aux diverses classes de maladies, les multiplier pour remplir toutes les indications possibles et suffire aux nombreux malades qui venaient en réclamer l'usage. Il a même encore fallu en procurer les bienfaits à ceux que des affections graves retiennent au lit, ou qui ne peuvent, sans danger, être transportés hors de leur domicile. J'aurais renoncé à cette

(1) Les bornes d'une notice ne me permettant pas d'entrer dans des détails peut-être nécessaires sur mes appareils et sur mon système fumigatoire considéré d'une manière générale, je renvoie pour cela, 1° à mon Essai sur l'Atmidiatrique, 1 vol. in-8°, 1818; 2° à l'article *vapeur*, 56e vol. du grand Dictionnaire des Sciences médicales; 3° à une première notice renfermant les rapports de l'Académie et de la Société de Médecine de Lyon sur mon établissement, 1822; 4° à mon Traité de la Médecine par les vapeurs, 2 v. in-8° publiés en 1824; 5° au premier numéro de mes Annales de la Méthode fumigatoire; 6° enfin à tous les journaux scientifiques qui ont rendu compte de ces divers ouvrages.

pénible entreprise, si toute considération particulière n'avait cédé au vœu de mes confrères et surtout
au besoin d'être utile.

Depuis 1818 j'ai réuni dans le même local : les
bains à l'orientale, dont les peuples d'Asie et les
Égyptiens retirent de si grands avantages; les étuves
à la russe, auxquelles les habitants du nord doivent
en partie la vigueur, la santé dont ils jouissent, et
l'absence chez eux d'une foule de maux si fréquents
dans nos climats ; les bains par encaissement de tout
le corps, la face exceptée, jusqu'au cou, à mi-corps
et même d'un seul membre, qu'on emploie aujour-
d'hui avec tant de succès, et enfin, les douches de
vapeurs en jet, en arrosoir ou par aspersion, bien
supérieures aux autres moyens de l'art dans le traitement de certaines maladies, surtout lorsqu'elles
sont accompagnées, précédées ou suivies de fric-
tion, flagellation, massage, etc. Ces divers modes
d'application de la vapeur, qui tous doivent être
considérés comme les meilleurs révulsifs que l'art
puisse employer et dont il peut le mieux modifier
l'action, sont encore autant de moyens d'administrer
par l'absorption cutanée, et sous forme gazeuse sèche
ou humide, tous les médicaments susceptibles de
se dissoudre dans l'eau réduite en vapeurs, ou de se
vaporiser dans le colorique.

Mais, bien que tous les jours des guérisons nombreuses et inespérées de maladies qui avaient résisté
à tout autre mode de traitement, placent les vapeurs
au premier rang des agents thérapeutiques, elles
ne réalisent cependant point encore l'idée du mé-

decin de l'impératrice de Russie, Catherine II , qui prétendait que si l'on voulait trouver un remède universel applicable à tous les maux, c'était dans l'emploi des vapeurs qu'il fallait le chercher. Toujours est-il qu'elles sont de tous les remèdes le plus fréquemment utile et d'une application bien plus générale que les bains et douches d'eau; mais si l'art en réclame plus souvent l'usage, ces derniers n'en sont pas moins un puissant moyen dont l'action dans quelques cas ne peut être remplacée par celle d'aucun autre remède. Plusieurs médecins pénétrés comme moi de cette vérité, me pressèrent dans le temps de procurer à mes concitoyens cet utile secours; je m'y disposais en 1821, lorsque j'appris que d'autres mains se proposaient de le leur offrir, et je cessai de m'en occuper. Bientôt en effet un vaste établissement balnéaire fut élevé, et dès lors les malades de la ville, ainsi que ceux du dehors, purent se procurer tous les avantages des bains et des douches d'eaux minérales.

Depuis quelques mois la privation de ces ressources médicales, dont six années d'expérience et de succès avaient généralisé et, pour ainsi dire, popularisé l'usage dans notre cité, en faisait plus que jamais apprécier l'utilité et sentir le besoin. Aussi est-ce dans l'intention de seconder les vues philanthropiques des médecins qui les réclamaient vivement et pour réaliser l'espoir des personnes qui, ne pouvant se déplacer, comptaient trouver ici le soulagement ou la guérison de leurs maux , que je viens de réunir, dans mon établissement, aux fumigations de toute espèce, un système complet de douches et de bains liquides médicamenteux, c'est-à-dire l'ensemble de tous les procédés au moyen desquels on peut administrer l'eau à l'extérieur comme agent thérapeutique, et de tous ceux que la chimie nous a fait connaître pour en augmenter l'action et en modifier les effets.

, Les premiers se rapportent à deux genres : le bain et la douche. Le bain s'administre par immersion, en plongeant le malade dans l'eau ; par irrigation ou arrosement, en versant le liquide en nappe sur certaines parties ; en pluie, que l'on dirige sur telle ou telle région, ou qu'on laisse tomber à la fois sur tout le corps jusqu'à ce que l'eau, comme dans les deux autres cas, enveloppe le malade à une certaine hauteur ou jusqu'au cou.

La douche est le mode d'application de l'eau le plus actif et le plus fréquemment utile. Elle consiste en une colonne de liquide plus ou moins forte et plus ou moins rapide, suivant la hauteur de sa chute, le volume d'eau contenu dans le réservoir d'où elle s'échappe, et le calibre du tuyau qu'elle parcourt. On en distingue deux principales espèces : la descendante et l'ascendante. La première peut être perpendiculaire, oblique, ou latérale, et dans quelque direction qu'on l'administre, elle peut frapper les parties sur lesquelles on la dirige sous forme de jet de différente dimension, de lame plus ou moins large et étendue, de gerbe divergente. Elle peut être divisée en filets nombreux par la pomme d'arrosoir ; brisée en poussière humide, ou réduite sous forme de rosée par la main exercée du servant. On emploie quelquefois alternativement ou simultanément la douche d'eau à une température plus ou moins élevée avec la douche d'eau froide, ou à la glace; ou bien, on laisse brusquement tomber une certaine masse d'eau fraîche sur la tête ou autre partie du corps, exposée depuis quelques instants à l'action de la chaleur humide : c'est ce qu'on appelle douche de surprise ou écossaise.

La douche ascendante n'agit quelquefois que sur les parties extérieures; d'autres fois on la dirige dans la profondeur des organes au moyen de canules en gomme élastique de formes variées relatives à l'effet qu'on veut produire. Pour recevoir la douche rectale, qui doit provoquer le relâchement et les contractions successives, ou plutôt les forces expulsives des intestins, le malade doit être assis; mais il m'a semblé que dans la douche utérine la situation horizontale est bien préférable, au moins dans tous les cas où l'organe qui en reçoit l'action est dans un état d'inflammation et d'engorgement; aussi ai-je fait construire pour cela un lit de canne, simple et commode, où la malade, mollement couchée, enveloppée de toute part et pouvant même à volonté diriger sa douche, est aussi bien que dans un lit ordinaire.

Les procédés chimiques que nous suivons dans la préparation de nos eaux minérales sont ceux qu'ont indiqués nos meilleurs auteurs, et qu'on emploie à Tivoli. Ainsi non seulement comme aux sources, les bains et les douches administrés dans mon établissement peuvent être composés d'eaux sulfureuses semblables à celles de Naples, d'Aix, de Bagnères, de Baréges, de Cauterets ; acidules, comme à Néris, au Mont-d'Or, à Clermont-Ferrand ; ferrugineuses, imitées de Vichy, de Bourbon-l'Archambault ; salines, ayant toutes les propriétés des thermes de Plombières, Luxeuil, Bourbonne-les-Bains, etc., ou modifiées suivant l'avis du médecin qui les prescrit ; mais encore saturées de toute substance miscible à l'eau et susceptible de produire un effet thérapeutique, telles que les décoctions émollientes, calmantes, sédatives, toniques, les solutions alcalines, mercurielles, etc., dont on règle à volonté la température et l'action immédiate.

Outre ces avantages, que les eaux prises aux sources sont loin de présenter, ces secours seront ici de tous les jours et de toutes les saisons. Désormais les habitants de notre populeuse cité pourront y recourir sans quitter leurs affaires ni abandonner leur famille, sans rompre leurs habitudes, sans s'exposer aux dangers d'un voyage, à l'ennui d'une longue absence, et surtout sans beaucoup de frais.

Je n'ignore pas que la prévention, la force de la coutume et des préjugés plaideront long-temps encore contre la raison et l'expérience, en faveur des eaux minérales naturelles toujours composées, dans le même lieu, des mêmes principes qu'on ne peut changer ou modifier, et administrées toujours, à peu de chose près, de la même manière, à une seule époque de l'année, tandis que les maladies sont de tous les temps. Aussi les effets qu'elles déterminent ne diffèrent-ils qu'à cause de l'âge, du tempérament et des dispositions particulières de chaque individu, dont la maladie nécessiterait souvent l'usage simultané des eaux d'une autre espèce, ou de certains moyens auxiliaires qu'on ne peut se procurer. Mais l'inconvénient le plus grand des sources thermales, et qui souvent a eu les plus déplorables suites, c'est que les malades y sont confiés aux soins de médecins, il est vrai généralement fort instruits, mais qui ne connaissent pas, comme ceux qui les dirigent habituellement, leur constitution, leur idiosyncrasie particulière et toutes les circonstances de l'affection pathologique pour laquelle ils vont réclamer au loin des secours moins efficaces que ceux qu'ils peuvent employer sans danger et avec beaucoup plus de succès, sous la direction immédiate de leur médecin ordinaire.

Il suffit sans doute d'indiquer les principaux procédés ou modes d'administration de l'eau médicamenteuse et des vapeurs simples ou composées, pour qu'on apprécie l'importance et l'utilité de ces deux systèmes de médication, surtout quand ils se trouvent réunis dans le même local, où chacun des nombreux secours qu'ils renferment peuvent être employés un à un, plusieurs à la fois ou combinés de mille manières différentes. Que de maladies qui ont résisté à ces ressources isolées, peuvent céder à leur usage successif ou simultané!

Mais pour obtenir de ces moyens tous les avantages qu'on doit en attendre, il faut que les cas dans lesquels ils conviennent soient bien déterminés, que ceux qui les prescrivent en connaissent l'action, afin de pouvoir en apprécier les effets, et que leur administration soit dirigée par un homme de l'art et confiée à des servants exercés. A un médecin seul appartient de déterminer la nature du bain ou de la douche qui convient à la maladie; d'en fixer la composition, la température et la durée; de prescrire le régime à suivre pendant le cours du traitement; d'employer, suivant les cas, concurremment avec les vapeurs ou les eaux, les moyens propres à en seconder l'action; de continuer, de suspendre, de reprendre l'usage ou de changer le mode d'application de ces agents thérapeutiques, suivant les indications qu'il se propose de remplir.

De même à un médecin seul et à un médecin très expérimenté dans cette partie de la thérapeutique appartient d'en surveiller, d'en diriger l'administration, de tracer les règles à suivre, les précautions à prendre et les soins à observer pendant et après chaque bain ou douche, dont l'emploi est susceptible d'une foule de modifications nécessitées par les circonstances variées dans lesquelles les malades se trouvent et qu'un médecin seul peut apprécier. Aussi est-ce surtout pour prévenir les nombreux inconvénients qui en seraient nécessairement résultés, si l'établissement de douches et de bains d'eaux minérales, dirigé précédemment par un médecin instruit, fût tombé entre des mains inhabiles ou étrangères à l'art, que je me suis déterminé à joindre ces nouveaux secours à ceux que renfermait déja le mien.

Comme je l'ai fait et me propose de le faire à l'a-
venir au sujet de la méthode fumigatoire, je m'oc-
cuperai avec soin des divers modes d'application à
l'extérieur des eaux simples ou composées, de leurs
effets immédiats et subséquents, de leur action physiologique, des cas qui en nécessitent ou en contre-
indiquent l'usage, des appareils et procédés les plus
convenables pour les administrer et auxquels déja
je crois avoir apporté d'utiles modifications; je me
livrerai à de nouvelles recherches et tâcherai de
cultiver de mon mieux cette portion du domaine
de l'art, une de celles qu'on a le plus négligées
jusqu'à ce jour.

De l'utilité thérapeutique des secours balnéo-
fumigatoires, ou des avantages que le médecin
retire de l'emploi des douches et des bains de
vapeurs et d'eaux minérales dans le traitement
de la plupart des maladies.

Je ne répéterai point ici, relativement à l'emploi
médical des vapeurs, ce que j'ai suffisamment dé-
veloppé dans mon Traité de la Méthode fumigatoire.
Je crois aussi devoir renvoyer ce que j'aurais à dire
de l'action curative des bains et douches d'eaux minérales à une époque qui ne peut être éloignée, où
ma pratique particulière m'aura fourni sur cet objet
important un plus grand nombre de faits. Je me
bornerai donc pour le moment à citer deux extraits
de rapport : l'un fait à la Société de Médecine pratique de Montpellier par une commission composée

de MM. Baumes, Chrestien, Figuier et V. Bonnet, nommés à l'effet de constater les avantages de la méthode fumigatoire ; et l'autre, présenté à la Société de Médecine de Lyon par MM. les docteurs Martin, Bugnard, Mermet, Baumers, Gubian et Dupasquier, chargés de lui rendre compte du système balnéaire ajouté à mon établissement fumigatoire.

L'auteur du premier, M. V. Bonnet, secrétaire général de la Société de Médecine pratique, après avoir donné d'assez longs détails sur la méthode en général et sur les divers procédés et appareils fumigatoires, s'exprime ainsi :

« Dans plusieurs maladies, l'usage des vapeurs administrées sous une forme convenable peut être un puissant moyen auxiliaire ; mais dans le traitement d'une foule d'autres, ces secours thérapeutiques doivent être considérés comme curatifs, ne pouvant même être remplacés plus avantageusement, surtout eu égard aux nombreuses médications qu'ils sont dans le cas de remplir.

« Dans toutes les saisons de l'année on peut mettre en usage les secours de l'Atmidiatrique et même y recourir plusieurs fois dans le jour, selon la nature de l'affection morbide, sans craindre pendant le règne des temps froids l'impression fâcheuse de l'action de l'air. La pratique particulière aux Russes de se frictionner, de se rouler dans la neige ou de se plonger dans l'eau à la glace au sortir d'un bain d'étuves, peut tranquilliser ceux qui pourraient en redouter les résultats.

« Comme ce n'est que dans certaines saisons de

l'année que l'on prend les bains d'eaux thermales,
et que l'on va quelquefois chercher bien loin ces
moyens très coûteux et sur l'efficacité desquels on
ne peut pas toujours compter, on trouve dans l'é-
tablissement des bains et douches de vapeurs des
ressources généralement plus économiques et d'une
action plus assurée.

« Les bains généraux de vapeurs humides conviennent dans les cas qui peuvent réclamer l'emploi
des bains d'eau, et le plus souvent ils doivent leur
être préférés, soit parce qu'ils excitent mieux l'exhalation cutanée, soit parce que celle-ci ne peut se
manifester à la suite des bains liquides que par
l'effet d'une température élevée, soit enfin par la
raison que cette excrétion persiste plus long-temps
et qu'il n'est guère possible à l'homme de rester
pendant quelques minutes dans un bain très chaud,
tandis qu'il supportera avec facilité, dans une étuve,
une température de trente-cinq à quarante degrés
de Réaumur, sans néanmoins qu'il se trouve affaibli
par la sueur qu'il y aura éprouvée.

« Les bains d'étuve à la russe sont très propres à
rappeler la transpiration supprimée, à dissiper les
rhumes, les dispositions aux catarrhes, à faire cesser les incommodités ou malaises résultant d'une
marche trop prolongée, d'un exercice violent, de
longs voyages, etc.; et s'ils sont administrés à la
manière des Orientaux, leur utilité est plus étendue
et très avantageuse aux personnes débiles, à celles
qui sont atteintes de rhumatisme chronique, etc.;
car si, après avoir fumigé le corps, on le frictionne,

on le flagelle ou on le soumet au massage, il est certain que la médecine curative retire de cette pratique des succès surprenants.

« Les bains par encaissement réunissant à l'avantage de favoriser et d'accroître l'exhalation cutanée, celui d'exciter particulièrement l'action des vaisseaux inhalants, surtout si la vapeur est sèche, et de pouvoir faire pénétrer facilement par la voie de l'absorption les principes médicamenteux d'un très grand nombre de substances, sont d'une application plus générale et conviennent contre un nombre plus considérable de maladies que les bains d'étuve, en ce que les effets des premiers sont relatifs à la température que l'on peut y donner, à la nature des vapeurs qu'on emploie et à leur administration applicable à un seul membre, à la moitié du corps ou au corps entier.

« Les bains par encaissement de vapeurs humides émollientes, sédatives ou calmantes, fournies par les fleurs de mauve, de bouillon blanc, de coquelicot, de feuilles de jusquiame, de morelle, les têtes de pavot, l'opium, etc., employés à une température de vingt-cinq, vingt-sept à trente-cinq degrés, seront utiles : 1° partiellement dans certains cas de névralgie et de tic douloureux, d'hémicranie, de douleur d'oreilles, de contracture ou raideur des membres, etc.; 2° si l'on en use à mi-corps, ils conviendront aux pléthoriques, auxquels on ne doit pas administrer les bains jusqu'au cou; les femmes enceintes s'en trouveront bien pour se disposer à un heureux accouchement, et l'on ne les recommandera pas moins avantageusement aux personnes du sexe dont les mois sont supprimés ou retenus par cause nerveuse ; aux hémorrhoïdaires qui éprouveront les mêmes dérangements ; dans plusieurs cas de rétention d'urine, d'irritation, d'inflammation ; d'engorgement primitif de quelques-uns des organes abdominaux et de l'utérus , etc. ; 3° enfin, ces bains appliqués à tout le corps ne seront pas moins efficaces contre le resserrement et la sécheresse de la peau ; dans plusieurs cas d'affections éruptives difficiles à s'établir ; dans diverses maladies nerveuses, telles que la mélancolie, l'hypochondrie, etc. ; dans la première période des dartres, de la gale ; dans le rhumatisme aigu, le lombago, la sciatique, etc.

« D'autre part, les vapeurs humides étant chargées du principe aromatique du romarin, du serpolet, de la lavande , etc. , des principes actifs du vin, du vinaigre, des vapeurs de l'alcohol pur, camphré ou musqué, de celles de l'éther, etc., seront généralement applicables au traitement de la goutte atonique, du rhumatisme chronique et de ses diverses modifications, contre plusieurs cas de paralysie, d'engorgement ou d'empâtement du tissu cellulaire, contre diverses affections du tissu lymphatique, la chlorose, la stérilité par faiblesse ou insensibilité des organes génitaux, etc., etc.

« Mais les vapeurs sèches provenant de la combustion des baies de genièvre, du succin, de l'assafœtida, de la fleur de soufre, étant plus stimulantes , tant par rapport à leur nature que par l'action du calorique, qui les tient en solution et qui rend la température de ce genre de bains par encaissement beaucoup plus élevée que celle des bains de vapeurs humides, se recommandent dans la suite du traitement des maladies contre lesquelles on aura inutilement essayé les vapeurs aromatiques spiritueuses, etc. Mais par cela même que les vapeurs sèches sont plus énergiques, elles sont reconnues comme plus directement utiles contre les anciennes dartres, les gales invétérées, les rhumatismes opiniâtres, les tumeurs blanches des articulations, les engorgements indolents des viscères de l'abdomen, etc., etc.

« En un mot, le médecin, selon les indications qu'il aura à remplir, pourra faire précéder, suivre ou intercaler l'usage des vapeurs sèches, des vapeurs humides aromatiques, acides, d'hydrogène sulfuré, etc., ou les employer simultanément; et lorsqu'il aura à combattre quelque ancienne affection siphilitique, l'expérience étant favorable à l'action des vapeurs sèches mercurielles, il les mettra en usage avec succès, surtout si ces moyens curatifs sont combinés avec les remèdes internes.

« Il reste à prévenir que les diverses vapeurs humides, simples ou composées, réunies en un seul jet ou dispersées en gerbes à l'aide d'instruments dont la forme a été indiquée, administrées en douches, conviendront directement dans les cas où il faut agir localement d'une manière plus ou moins douce ou active, et en éloignant ou en rapprochant le tuyau, duquel la vapeur s'échappe, de la partie qu'on voudra doucher. Ainsi, on se promettra de grands avantages des douches de vapeurs émollientes ou sédatives, dirigées à une distance déterminée, contre quelques maladies de l'ouïe, des mamelles, de l'abdomen, de l'anus, etc., et des douches de vapeurs aromatiques, spiritueuses, etc., plus ou moins rapprochées, contre certains cas de relâchement ou faiblesse des paupières, de paralysie, d'ulcères atoniques, et la plupart de ceux qu'on a signalés comme réclamant l'emploi des vapeurs sèches sulfureuses. Mais comme il convient dans certaines circonstances de soustraire à l'action de la douche un organe ou une partie voisine de celle que l'on veut doucher, c'est à la faveur des tuyaux ou des conques, différents dans leur structure et leurs formes, que ces mêmes parties se trouvent garanties et que les autres peuvent recevoir l'influence salutaire de la fumigation que leur état réclame.

« Quant au nombre de bains ou de douches nécessaire pour effectuer une guérison, il est extrêmement difficile de le fixer. En effet, les accidents de la maladie peuvent avoir disparu sans que les bains doivent être discontinués. Le succès, dans une infinité de cas, dépend d'une persévérance que les circonstances et les avis du médecin peuvent seuls déterminer. »

M. le docteur Dupasquier, organe de la commission prise dans le sein de la Société de Médecine de Lyon, après de savantes considérations générales sur les sources thermales, les douches et les bains liquides, combat victorieusement les préjugés qui règnent encore chez quelques personnes sur les eaux minérales artificielles, dont il constate l'efficacité dans les pages suivantes, textuellement extraites de son rapport que je m'empresserai de publier en totalité dans le prochain numéro de mes Annales :

« . . . . Mais les témoins des guérisons obtenues par l'usage des douches et des bains artificiels sont devenus trop nombreux depuis plus de vingt-cinq ans, pour qu'il soit besoin d'insister encore sur la certitude de leur efficacité. Nous nous bornerons donc à rappeler succinctement les différentes maladies où leur emploi obtient journellement le plus de succès.

« Les eaux thermales hydrosulfureuses et hydrosulfuro-ferrugineuses, préparées à l'imitation des eaux naturelles de Naples, de Baréges, d'Aix en Savoie, d'Aix-la-Chapelle, d'Enghien, de Bade, de Bagnères, de Luchon, de Pisciarelli, etc. ; les eaux artificielles, salines et salines-acidules du Mont-d'Or, de Plombières, de Balaruc, de Néris, de Bourbonne-les-Bains, de Vichi, etc. , administrées en bains et en douches, soit seules, soit alternativement, ou variées suivant les différentes périodes des maladies, procurent fréquemment des guérisons qu'on n'aurait pu obtenir par l'emploi le plus rationel et le mieux dirigé des autres ressources de l'art.

« Ainsi il n'est pas rare de voir disparaître d'anciens ulcères et de déterminer la cicatrisation de plaies fistuleuses, suites de coups de feu, par l'usage des eaux de Baréges ou d'autres eaux thermales hydro-sulfureuses.

« Le même moyen , précédé de l'emploi des sangsues , des cataplasmes émollients, ou des bains de vapeur , lorsqu'il y a douleur ou signe d'inflammation aiguë , et suivi par l'usage des bains de mer, des douches ferrugineuses thermales et ferrugineuses froides , réussissent aussi à résoudre des engorgements articulaires très rebelles survenus à la suite de luxations, d'entorses ou de diastasis. Mais, ce qui est surtout remarquable , ce sont les succès nombreux qu'on obtient de ce traitement dans les tumeurs blanches et les luxations spontanées.

« Les fausses ankyloses, les engorgements des membres survenus à la suite de chutes, et les rétractions musculaires cèdent souvent avec assez de facilité à l'action des bains et douches de Baréges, d'Aix, de Plombières, de Vichi, etc., alternés avec les bains et douches de vapeurs émollientes ou aromatiques.

« Le même traitement est suivi de succès non moins fréquents dans les affections rhumatismales chroniques , la paralysie rhumatique de Sauvages, les différentes névralgies , et particulièrement la sciatique.

« Aucun moyen n'est plus puissant dans les hémiplégies et les paralysies qui ne tiennent point à un épanchement cérébral, mais à une inflammation chronique de la moelle épinière, ou à un affaiblissement nerveux, que les douches thermales dirigées, soit sur le rachis, soit sur le trajet des nerfs dans les membres paralysés. On a vu aussi des douches hydrosulfureuses rendre la vie et la force à des membres qui étaient dans un état d'atrophie.

« Les maladies scrofuleuses si fréquentes à Lyon, où elles compliquent fréquemment les autres affections de la classe ouvrière, sont presque toujours améliorées par l'emploi interne et externe des eaux hydrosulfureuses auxquelles on fait succéder les eaux ferrugineuses et les bains de mer. Il en est de même du rachitisme, que l'on combat avantageusement par les mêmes moyens. Les déviations commençantes de la colonne vertébrale, par exemple, sont souvent arrêtées dans leur marche par l'action alternative des douches thermales et des douches ferrugineuses froides. On l'emploie encore avec succès pour consolider la guérison de ces maladies produites par l'application du traitement mécanique.

« On voit fréquemment aussi des maladies vénériennes invétérées résister à l'emploi de la médication spécifique, et ne céder que lorsqu'on associe au mercure et aux sudorifiques l'usage interne et externe des eaux hydrosulfureuses.

« Mais de toutes les affections externes où l'on administre les eaux minéralisées par le soufre, il n'en est point où elles soient plus utiles que dans les dartres et les autres maladies de la peau. Disons même que les eaux hydrosulfureuses simples et hydrosulfureuses martiales forment le traitement par excellence de ces affections, pour la plupart si rebelles.

« L'emploi des bains et douches d'eaux minérales

artificielles , sans être aussi efficace dans les maladies internes que dans celles que nous venons de passer en revue, n'en est pas moins un moyen précieux dans plusieurs de ces affections. Ainsi l'absorption des tubercules est quelquefois obtenue, dans les phthisies commençantes, par l'administration en boisson et en bains de l'eau thermale du Mont-d'Or. Les mêmes bains, ainsi que ceux d'Aix, d'Enghien, de Baréges, etc., produisent une révulsion presque toujours suivie d'une amélioration marquée dans les affections chroniques des muqueuses , et particulièrement de celle qui revêt l'appareil pulmonaire. Leur administration topique , alternée avec celle des eaux thermales acidules de Vichi ou de Plombières, et l'usage interne de ces mêmes eaux et des eaux acidules ferrugineuses de Spa , est aussi un des meilleurs traitements qu'on puisse opposer aux engorgements abdominaux non compliqués de fièvre.

« Enfin les bains toniques , soit avec l'eau de mer, soit avec une eau acidule ferrugineuse , constitue une des ressources les plus importantes dans les chloroses, les flueurs blanches immodérées et l'affaiblissement produit par l'onanisme et les pollutions involontaires.

« Dans le nombre des maladies où les douches et bains d'eaux minérales ont obtenu le plus de succès , nous avons omis à dessein de parler des inflammations chroniques du col de l'utérus et des gonflements squirrheux de ce même organe, parce que leur administration dans ce cas doit être précédée de douches ascendantes chargées de principes émollients auxquels on associe peu à peu des résolutifs. Les guérisons inespérées obtenues par ce mode de traitement sont bien dignes cependant de fixer l'attention des praticiens; plusieurs membres de votre commission ont été assez heureux pour être témoins de semblables résultats, et votre honorable président, M. le docteur Martin, entre autres, nous en a rapporté des exemples extrêmement remarquables. On sait d'ailleurs que les douches ascendantes constituent la partie la plus essentielle du traitement indiqué par le docteur Samuel Lair, dans le mémoire qu'il vient de présenter à l'Institut, à l'effet de concourir pour le prix Monthion, et où il rapporte quatorze observations de guérison de maladies utérines, parmi lesquelles sept présentaient, d'une manière bien tranchée, l'altération connue sous le nom de squirrhe, c'est-à-dire plus de volume, de dureté, d'insensibilité et de blancheur que dans l'état naturel.

« La combinaison des décoctions émollientes ou résolutives avec les eaux minérales employées, ainsi que nous venons de l'indiquer, dans les affections de l'organe utérin, nous amène à parler des liquides médicamenteux qui n'appartiennent point à cette dernière classe de moyens thérapeutiques, et dont l'administration isolée, alternative ou simultanée avec celle des eaux minérales, bien qu'extrêmement avantageuse, n'est admise que dans les seuls établissements créés par l'art.

« Ainsi, indépendamment de ce qu'on peut

modifier à volonté dans ces établissements la composition et la température des eaux minérales, on y administre encore des douches d'eau pure, soit froide, soit à une température plus ou moins élevée. D'autres fois, on les compose avec des infusions et des décoctions émollientes, sédatives, narcotiques, astringentes ou aromatiques, ou bien avec des solutions salines, des mélanges acides, ou toute autre préparation qui peut être prescrite par le médecin.

« Ces différents liquides, dont nous avons dit qu'on associe fréquemment l'usage à celui des eaux factices, s'emploient aussi quelquefois d'une manière spéciale. La douche d'eau froide est souvent utile dans certains cas de phlegmasie chronique des membranes cérébrales, dans le ramollissement du rachis et dans les pollutions involontaires. La douche ascendante avec l'eau tiède ou avec une décoction émolliente s'administre avec avantage pour vaincre l'état spasmodique du sphincter de l'anus, et faire cesser des constipations opiniâtres, lorsque ces constipations tiennent à un défaut de contractilité de la membrane musculeuse intestinale. Au lieu d'eau tiède, on se sert pour donner la douche d'une solution de sulfate de magnésie ou de sulfate de soude, ou bien encore d'une infusion légèrement aromatique. Le bain avec l'hydrosulfure de potasse constitue le traitement le plus efficace et le moins désagréable de la gale ; celui avec la solution de sublimé corrosif, que le malheureux docteur Gaffé, victime des troubles de Saumur, a recommandé le premier, et que le rapporteur de votre commission a vu employer avec succès par M. Husson, en 1819, est une ressource extrêmement avantageuse dans les siphilis invétérées unies à l'inflammation chronique de quelque viscère et à un état de marasme. On peut citer enfin le bain d'acide hydro-chloro-nitrique, dont le docteur Scott et le docteur Labeaume ont vanté l'utilité dans les engorgements de l'organe sécréteur de la bile.

« Nous ne pousserons pas plus loin l'indication des cas où peuvent être prescrits avec avantage les différents moyens dont nous venons de parler. Votre expérience, Messieurs, vous a depuis long-temps fait apprécier l'utilité incontestable de ces puissants auxiliaires de l'art pharmaceutique. Aussi votre Société s'est-elle constamment plu à favoriser de tous ses efforts les établissements qui avaient pour but d'en rendre l'usage praticable. Mais aucun d'eux ne pouvait vous intéresser à autant de titres que celui que vient de compléter notre confrère, le docteur Rapou, en réunissant à ses bains de vapeurs de nouveaux appareils pour administrer des bains et des douches liquides. Habitué aux applications de la mécanique, de la physique, et des autres sciences dont il a tiré de si heureux partis pour le perfectionnement de la méthode fumigatoire, M. le docteur Rapou devait nécessairement porter son attention sur l'administration topique des eaux minérales artificielles. Plusieurs d'entre vous l'en sollicitaient même vivement, lorsque la privation du seul établissement de bains minéraux existant à Lyon, vint le déterminer à établir sans retard le nouveau système d'appareils qu'il a mis en activité depuis quelques mois. »

M. le docteur Dupasquier donne ensuite une description exacte et détaillée de cette partie de mon établissement consacrée aux douches et aux bains liquides médicamenteux ; et, après avoir fait connaître à la société l'opinion favorable de ses collègues, membres de la commission, il termine ainsi son rapport :

« Tels sont, Messieurs, les détails que votre commission m'a chargé de vous présenter sur les nouveaux appareils de M. le docteur Rapou. L'examen attentif qu'elle a fait de l'établissement de notre confrère l'a convaincue qu'il mérite sous tous les rapports d'obtenir votre approbation , et qu'il justifie pleinement la confiance publique qu'il possède depuis long-temps, et à laquelle il ne cesse d'acquérir de nouveaux droits. Son utile établissement, joint en outre à l'avantage d'offrir, dans un même local, la réunion des appareils propres à administrer les bains et les douches de vapeur et les bains et les douches liquides , l'avantage non moins grand d'être dirigé par un médecin qui a fait une étude spéciale de ces moyens thérapeutiques , et s'est acquis une réputation étendue et bien méritée par ses utiles travaux sur la méthode fumigatoire. »

Mon établissement, qui a servi de modèle à beaucoup d'autres (1), et dans lequel je n'ai cessé

______

(1) Persuadé comme je le suis qu'une découverte utile à l'art de guérir appartient moins au médecin qui l'a faite qu'à

d'ajouter tout ce que l'expérience m'a indiqué de commode et d'utile, est situé au levant, quai de l'Archevêché, sur la rive droite de la Saône, dans l'exposition la plus salubre et la plus agréable. Il est distribué de manière à pouvoir admettre, toutefois sans mélange, les malades de tous les rangs et de toutes les conditions. Tous y sont accueillis avec le même zèle ; la médiocrité y reçoit les mêmes soins que la richesse, et l'indigence n'en est jamais repoussée.

Un appareil placé dans un cabinet séparé est destiné aux malades du Dispensaire et à cette nombreuse et intéressante classe de la société qui, sans être dans l'indigence, ne peut cependant subvenir à tous les frais du traitement de certaines affections chroniques. Les autres sont pour le service des personnes qui, par une rétribution modérée, fournissent les moyens de leur administrer ces divers secours, sinon d'une manière plus efficace, du moins avec plus de recherche et de commodité.

Chaque appareil est placé dans un cabinet ayant un lit propre et commode, ou communiquant à

la société qui la réclame, je me suis empressé, dans l'unique intérêt de l'humanité, de faire connaître mes procédés et de propager, autant qu'il a été en moi, l'usage de la Méthode fumigatoire. Déja des établissements semblables aux miens existent dans plusieurs villes de France et de l'étranger, où ils ont été élevés sur la demande que les médecins ou les autorités des lieux m'en ont faite et par les mains de M. Brunet, mécanicien à Lyon, qui depuis plus de dix ans confectionne mes appareils avec toute la perfection et l'intelligence possibles.

une petite chambre à coucher, pourvue de tout ce qui peut être utile aux malades.

Tout le mécanisme dont l'ensemble forme mon système balnéo-fumigatoire, excepté les réservoirs et tout ce qui est relatif à la préparation des douches et bains liquides médicamenteux, est établi au rez-de-chaussée ; le reste de la maison, parfaitement isolée, est divisé en chambres propres et commodes habitées par les malades du dehors ou ceux de la ville qui, par la nature de leurs infirmités, ne pourraient aisément se transporter tous les jours de leur domicile ordinaire dans mon établissement.

Les malades pensionnaires sont dirigés par le médecin de leur choix, dont on s'empresse de seconder les intentions. Je les visite également tous les jours autant de fois que cela est utile, comme ceux qui sont sous ma direction particulière. Ils reçoivent en outre tous les soins que leur état exige. Pansement, boisson ordinaire, régime particulier, etc., tout leur est fourni sur le modique prix de leur pension, excepté les prescriptions officinales. Un servant intelligent de l'un ou de l'autre sexe est à leur disposition pour leurs soins journaliers, et même pour ceux qu'ils pourraient réclamer pendant la nuit.

Je me suis entièrement consacré à la gestion de mon établissement et aux soins que viennent réclamer auprès de moi les nombreux malades qui le fréquentent, ou qui me sont confiés par mes confrères. J'ai même cru devoir m'adjoindre un chirurgien instruit et vigilant, fixé à demeure dans la maison et

depuis long-temps familiarisé avec le genre de secours qu'on y administre , afin de diriger avec moi
le service sanitaire, et d'exercer sur les employés,
dont chacun a ses attributions particulières qu'il
remplit avec zèle et intelligence, une surveillance
de tous les instants. Tous unissent autant que possible à beaucoup de douceur et de circonspection ,
toutes les conditions qu'exige l'emploi auquel ils
sont destinés. Il est spécialement chargé des soins
à donner aux malades dans l'emploi des douches et
des bains, de les faire administrer comme ils ont
été prescrits, d'en observer les effets et d'en rendre
compte; et enfin de suivre, sous la direction de
leur médecin ordinaire ou la mienne, toutes les
parties du traitement et le régime des pensionnaires. Il me supplée aussi dans les rapports et la
correspondance que la situation de leurs malades
m'oblige d'avoir avec les médecins de la ville et du
dehors.

Je n'aurais point encore atteint le but que je m'é-
tais proposé, d'entourer les malades de tout ce qui
peut contribuer au succès de leur traitement et leur
offrir tous les genres de garanties, si je n'avais con-
fié la direction intérieure de ma maison à une per-
sonne recommandable sous tous les rapports.
Mme G...... en est depuis long-temps chargée. Elle
justifie pleinement mon choix et acquiert tous les
jours de nouveaux droits à la reconnaissance des malades par les soins les plus empressés, les mieux
entendus et les attentions les plus délicates qu'elle
ne cesse de leur prodiguer.

En réfléchissant aux nombreux abus , aux accidents graves , résultats fréquents de l'ignorance , de l'impéritie et de l'asservissement à d'aveugles routines, on a peine à comprendre que l'emploi d'une foule de moyens de guérison et la direction de plusieurs établissements sanitaires aient été pendant long-temps abandonnés à des personnes étrangères à l'art. Les médecins qui dédaignaient de consacrer leur zèle et leurs talents à ces sortes d'établissement, ignoraient-ils que veiller à la santé publique a été de tout temps et sera toujours une magistrature honorable , et qu'à Rome les plus considérables des édiles étaient eux-mêmes les inspecteurs des étuves et des bains ? n'avaient-ils pas senti que rien de ce qui intéresse l'humanité n'est au dessous de leur noble profession ?

Mais dans le siècle éclairé où nous vivons , l'art a repris possession de toutes les parties de son vaste domaine , et les principales maisons destinées au traitement de certaines maladies , ainsi que toutes les spécialités thérapeutiques , sont dirigées par des médecins. Je le répète encore , un médecin seul peut présenter à l'autorité , à ses confrères et aux malades tous les genres de garanties, mériter, rassurer, justifier leur confiance ; lui seul peut exercer une surveillance éclairée sur toutes les parties du service, et spécialement sur la partie relative aux soins divers dont les malades doivent être l'objet ; lui seul encore peut indiquer aux personnes qu'aucun autre médecin ne dirige, la nature des secours à employer, veiller à ce que les prescriptions de ses confrères soient convenablement exécutées, apprécier les effets physiologiques et médicaux de ces moyens de guérison, les recueillir avec soin, et enfin, dans l'intérêt de la science et de l'humanité, publier les résultats bien constatés de son expérience.

LOUIS PERRIN, IMPR. A LYON.

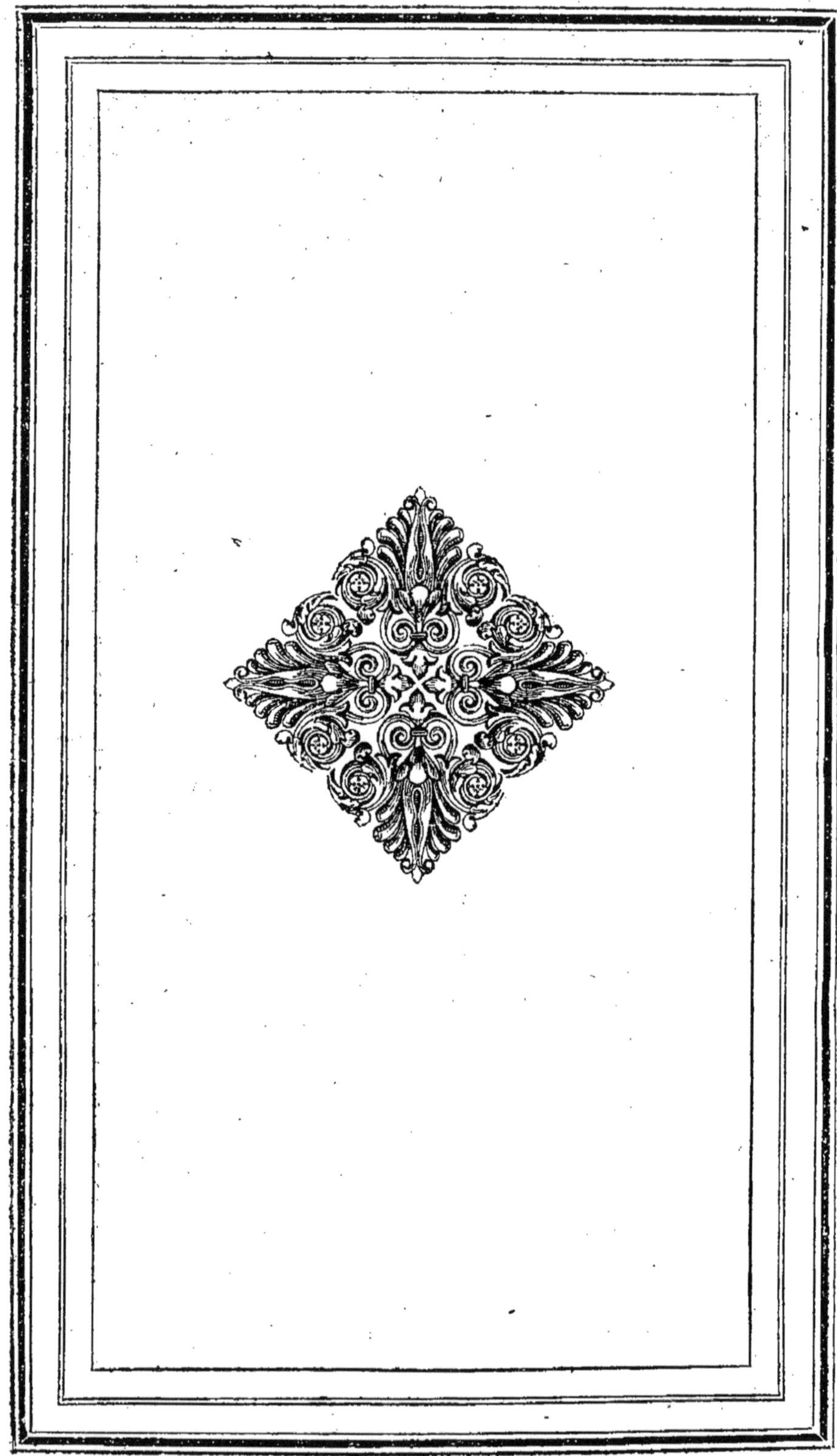